AF487549

Mémento personnel

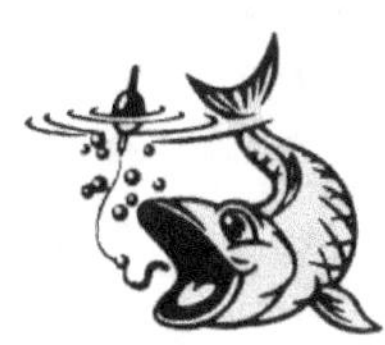

Nom et Prénom :

Adresse personnelle :

Tél et GSM :

En cas d'urgence merci de prévenir :

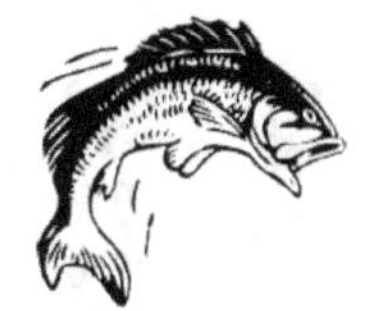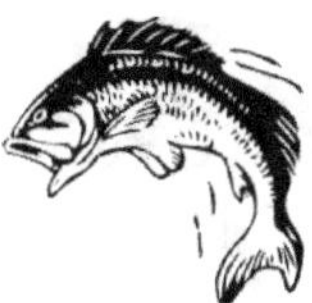

Journée de pêche

Date	
Lieu	
Météo	
Compagnons	

Captures

Espèce	Appât Leurre	Longueur	Poids	Heure

Notes supplémentaires

Journée de pêche

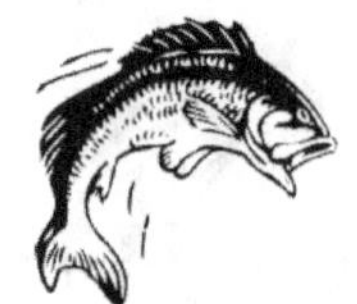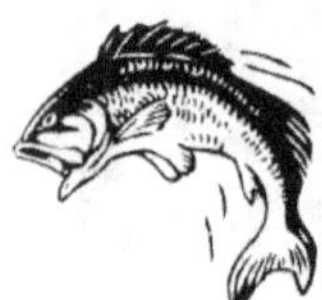

Date	
Lieu	
Météo	
Compagnons	

Captures

Espèce	Appât Leurre	Longueur	Poids	Heure

Notes supplémentaires

____

____

____

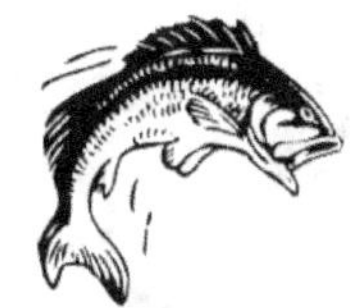 Journée de pêche 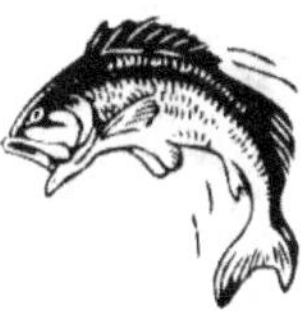

Date	
Lieu	
Météo	
Compagnons	

Captures

Espèce	Appât Leurre	Longueur	Poids	Heure

Notes supplémentaires

____

____

____

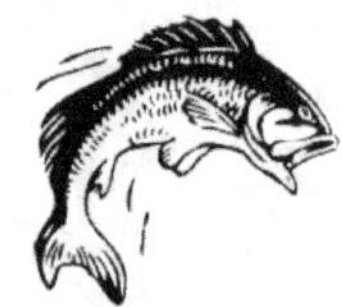 # Journée de pêche 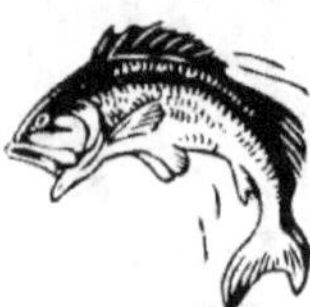

Date	
Lieu	
Météo	
Compagnons	

Captures

Espèce	Appât Leurre	Longueur	Poids	Heure

Notes supplémentaires

Journée de pêche

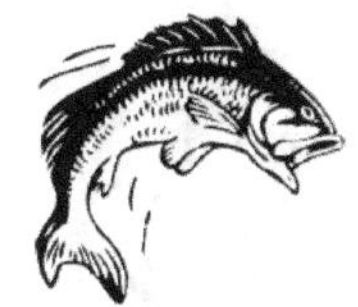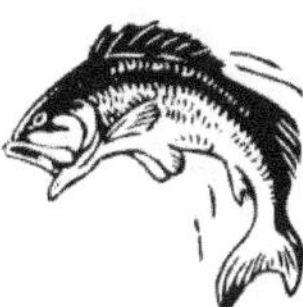

Date	
Lieu	
Météo	
Compagnons	

Captures

Espèce	Appât Leurre	Longueur	Poids	Heure

Notes supplémentaires

____

____

____

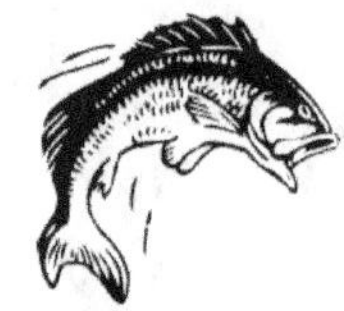 # Journée de pêche 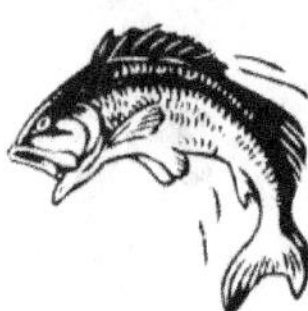

Date	
Lieu	
Météo	
Compagnons	

Captures

Espèce	Appât Leurre	Longueur	Poids	Heure

Notes supplémentaires

____

____

____

Journée de pêche

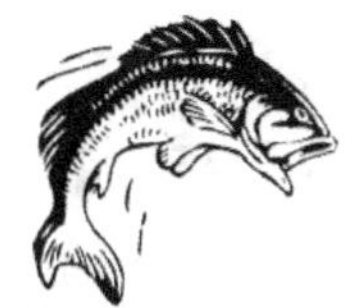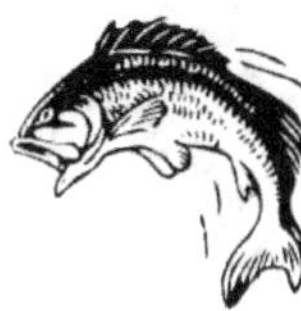

Date	
Lieu	
Météo	
Compagnons	

Captures

Espèce	Appât Leurre	Longueur	Poids	Heure

Notes supplémentaires

____

____

____

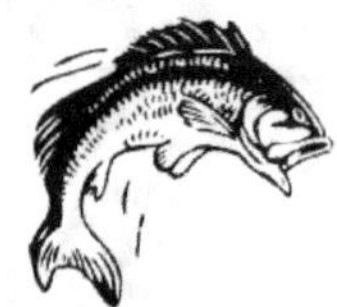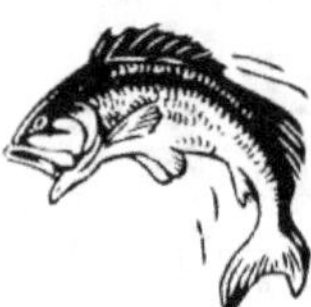

Journée de pêche

Date	
Lieu	
Météo	
Compagnons	

Captures

Espèce	Appât Leurre	Longueur	Poids	Heure

Notes supplémentaires

____

____

____

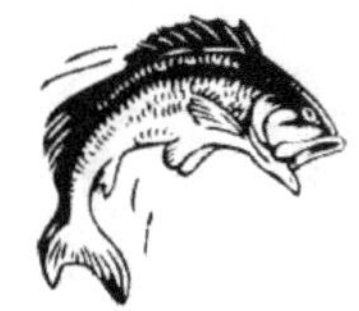 Journée de pêche 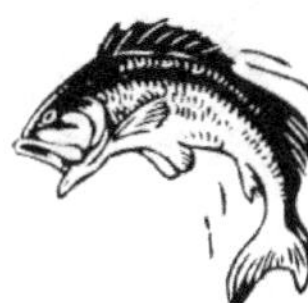

Date	
Lieu	
Météo	
Compagnons	

Captures

Espèce	Appât Leurre	Longueur	Poids	Heure

Notes supplémentaires

____

____

____

Journée de pêche

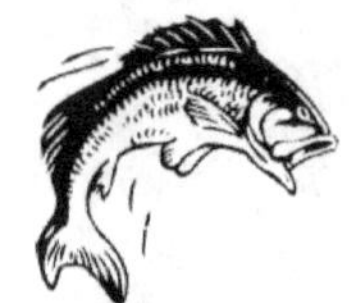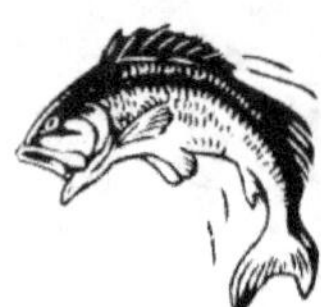

Date	
Lieu	
Météo	
Compagnons	

Captures

Espèce	Appât Leurre	Longueur	Poids	Heure

Notes supplémentaires

____

____

____

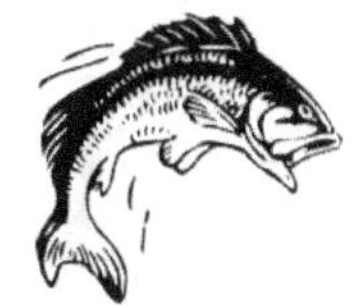 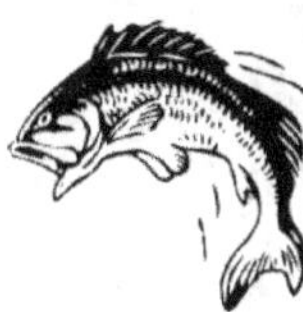

Journée de pêche

Date	
Lieu	
Météo	
Compagnons	

Captures

Espèce	Appât Leurre	Longueur	Poids	Heure

Notes supplémentaires

____

____

____

Journée de pêche

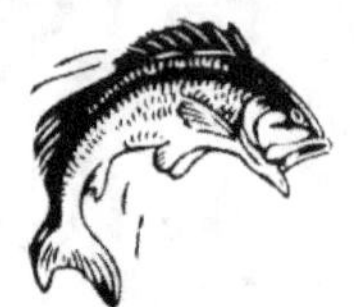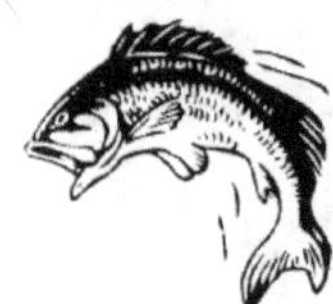

Date	
Lieu	
Météo	
Compagnons	

Captures

Espèce	Appât Leurre	Longueur	Poids	Heure

Notes supplémentaires

____

____

____

Journée de pêche

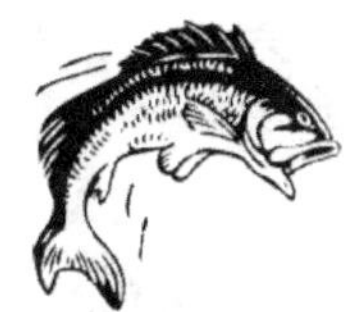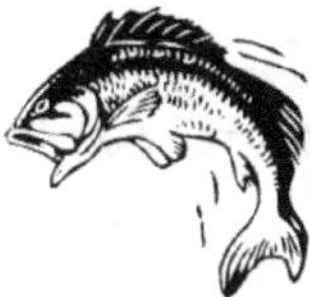

Date	
Lieu	
Météo	
Compagnons	

Captures

Espèce	Appât Leurre	Longueur	Poids	Heure

Notes supplémentaires

____

____

____

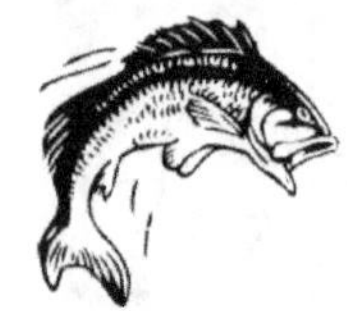 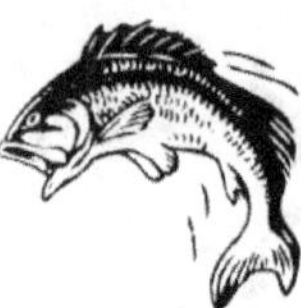

Journée de pêche

Date	
Lieu	
Météo	
Compagnons	

Captures

Espèce	Appât Leurre	Longueur	Poids	Heure

Notes supplémentaires

____

____

____

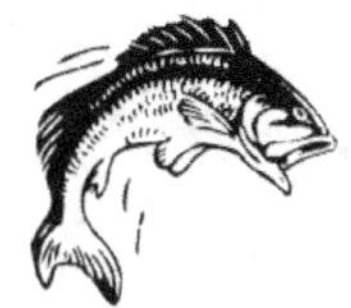 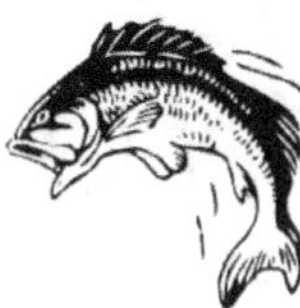

Journée de pêche

Date	
Lieu	
Météo	
Compagnons	

Captures

Espèce	Appât Leurre	Longueur	Poids	Heure

Notes supplémentaires

____

____

____

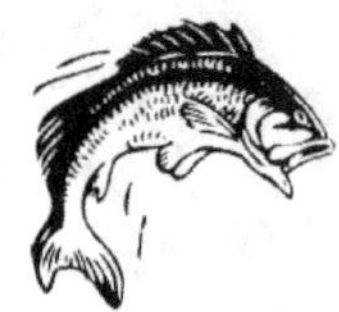 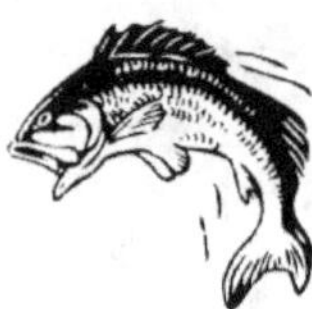

Journée de pêche

Date	
Lieu	
Météo	
Compagnons	

Captures

Espèce	Appât Leurre	Longueur	Poids	Heure

Notes supplémentaires

____

____

____

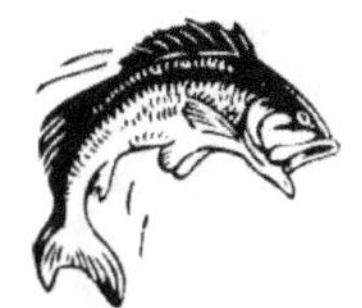 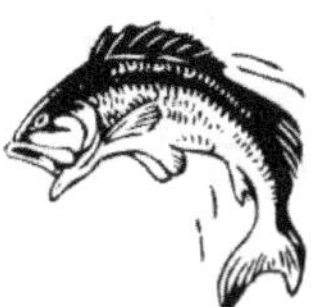

Journée de pêche

Date	
Lieu	
Météo	
Compagnons	

Captures

Espèce	Appât Leurre	Longueur	Poids	Heure

Notes supplémentaires

____

____

____

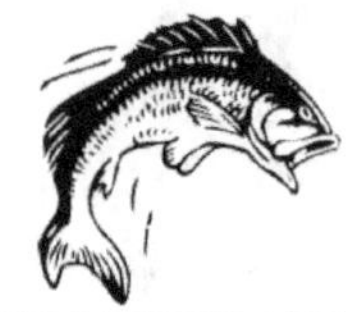 # Journée de pêche 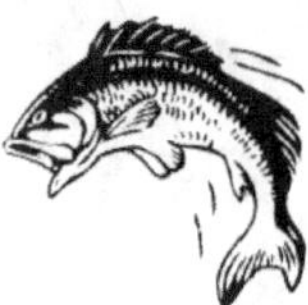

Date	
Lieu	
Météo	
Compagnons	

Captures

Espèce	Appât Leurre	Longueur	Poids	Heure

Notes supplémentaires

____

____

____

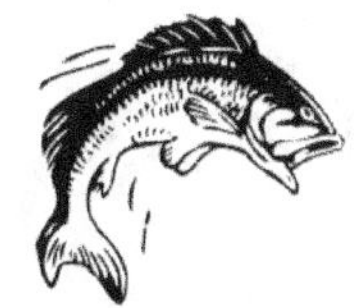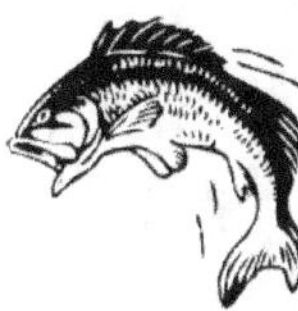

Journée de pêche

Date	
Lieu	
Météo	
Compagnons	

Captures

Espèce	Appât Leurre	Longueur	Poids	Heure

Notes supplémentaires

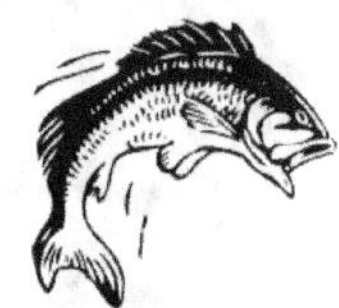 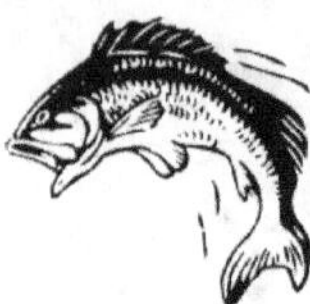

Journée de pêche

Date	
Lieu	
Météo	
Compagnons	

Captures

Espèce	Appât Leurre	Longueur	Poids	Heure

Notes supplémentaires

____

____

____

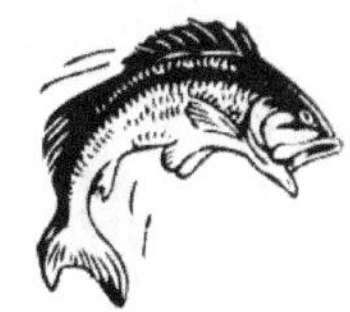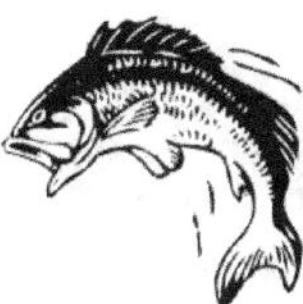

Journée de pêche

Date	
Lieu	
Météo	
Compagnons	

Captures

Espèce	Appât Leurre	Longueur	Poids	Heure

Notes supplémentaires

____

____

____

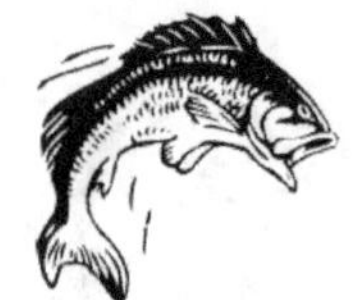 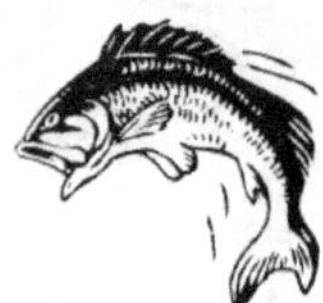

Journée de pêche

Date	
Lieu	
Météo	
Compagnons	

Captures

Espèce	Appât Leurre	Longueur	Poids	Heure

Notes supplémentaires

____

____

____

Journée de pêche

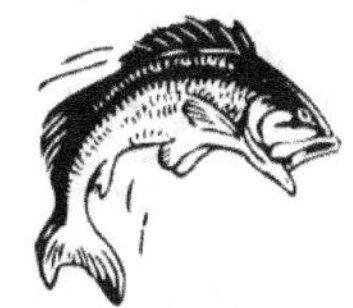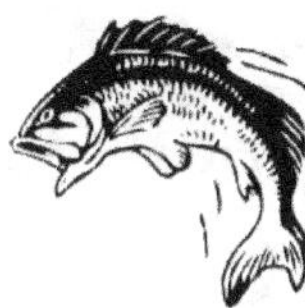

Date	
Lieu	
Météo	
Compagnons	

Captures

Espèce	Appât Leurre	Longueur	Poids	Heure

Notes supplémentaires

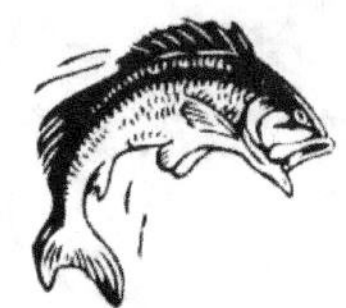 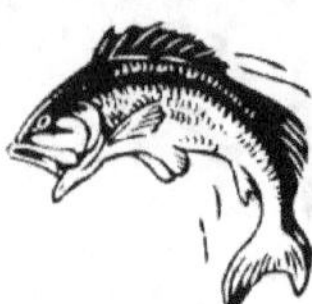

Journée de pêche

Date	
Lieu	
Météo	
Compagnons	

Captures

Espèce	Appât Leurre	Longueur	Poids	Heure

Notes supplémentaires

____

____

____

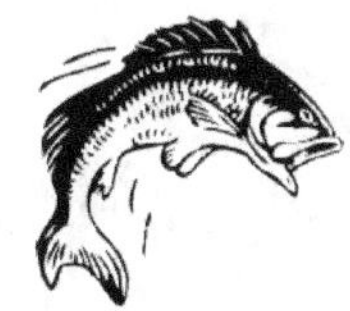 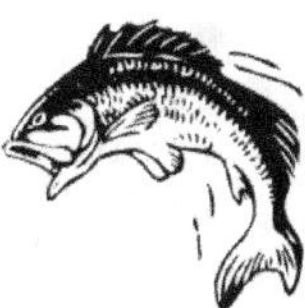

Journée de pêche

Date	
Lieu	
Météo	
Compagnons	

Captures

Espèce	Appât Leurre	Longueur	Poids	Heure

Notes supplémentaires

Journée de pêche

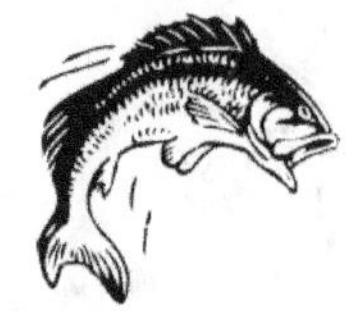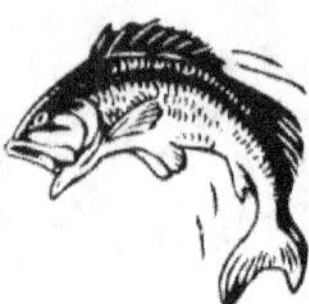

Date	
Lieu	
Météo	
Compagnons	

Captures

Espèce	Appât Leurre	Longueur	Poids	Heure

Notes supplémentaires

____

____

____

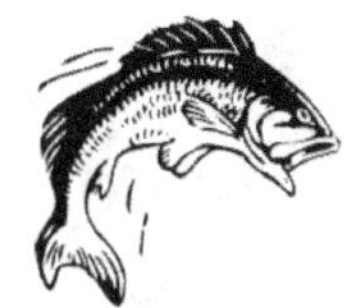 # Journée de pêche 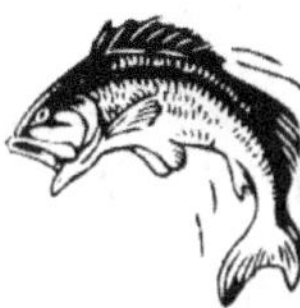

Date	
Lieu	
Météo	
Compagnons	

Captures

Espèce	Appât Leurre	Longueur	Poids	Heure

Notes supplémentaires

Journée de pêche

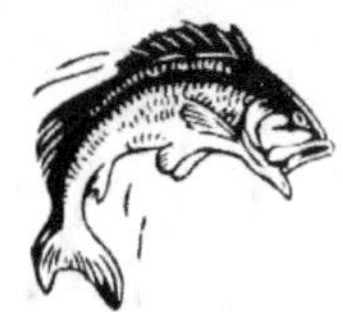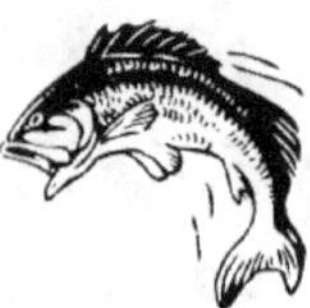

Date	
Lieu	
Météo	
Compagnons	

Captures

Espèce	Appât Leurre	Longueur	Poids	Heure

Notes supplémentaires

____

____

____

Journée de pêche

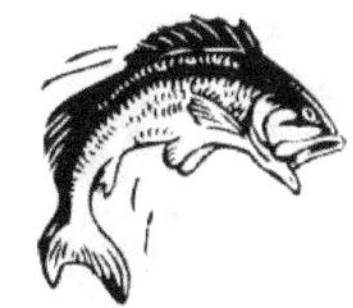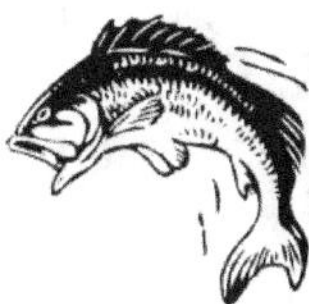

Date	
Lieu	
Météo	
Compagnons	

Captures

Espèce	Appât Leurre	Longueur	Poids	Heure

Notes supplémentaires

____

____

____

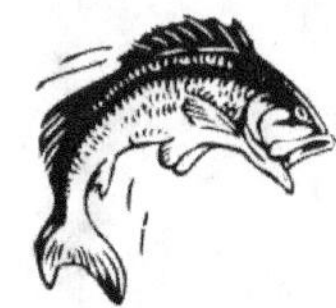 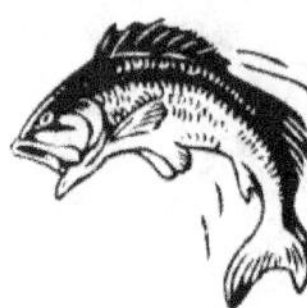

Journée de pêche

Date	
Lieu	
Météo	
Compagnons	

Captures

Espèce	Appât Leurre	Longueur	Poids	Heure

Notes supplémentaires

____

____

____

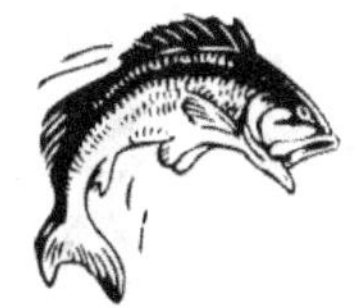 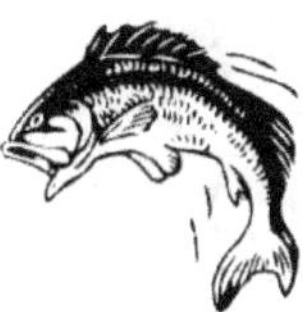

Journée de pêche

Date	
Lieu	
Météo	
Compagnons	

Captures

Espèce	Appât Leurre	Longueur	Poids	Heure

Notes supplémentaires

____

____

____

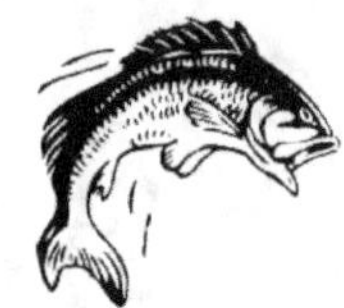 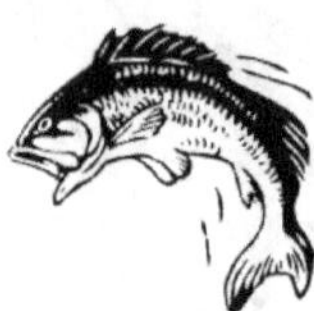

Journée de pêche

Date	
Lieu	
Météo	
Compagnons	

Captures

Espèce	Appât Leurre	Longueur	Poids	Heure

Notes supplémentaires

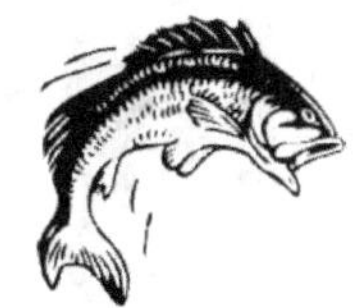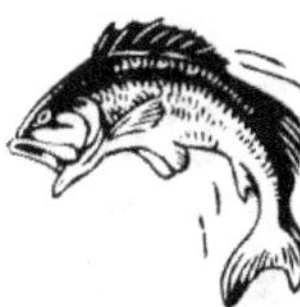

Journée de pêche

Date	
Lieu	
Météo	
Compagnons	

Captures

Espèce	Appât Leurre	Longueur	Poids	Heure

Notes supplémentaires

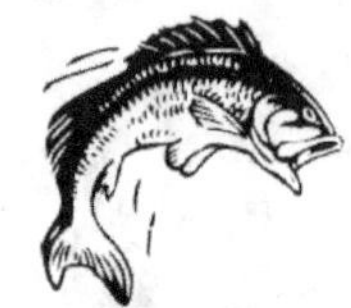 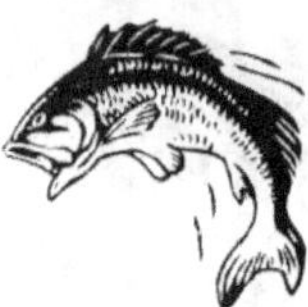

Journée de pêche

Date	
Lieu	
Météo	
Compagnons	

Captures

Espèce	Appât Leurre	Longueur	Poids	Heure

Notes supplémentaires

____

____

____

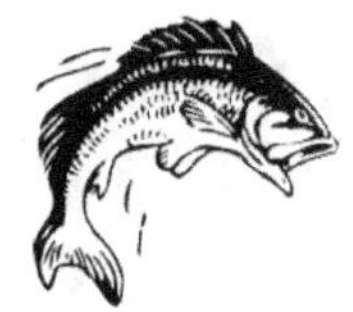 # Journée de pêche 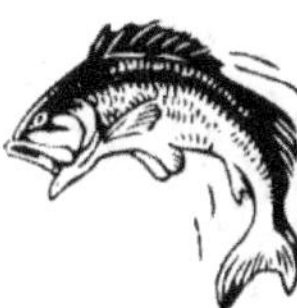

Date	
Lieu	
Météo	
Compagnons	

Captures

Espèce	Appât Leurre	Longueur	Poids	Heure

Notes supplémentaires

Journée de pêche

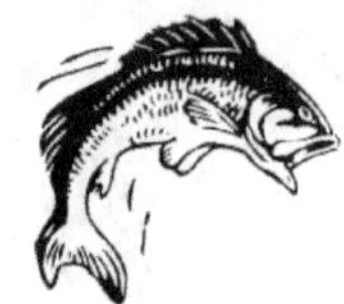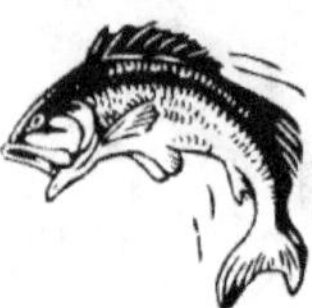

Date	
Lieu	
Météo	
Compagnons	

Captures

Espèce	Appât Leurre	Longueur	Poids	Heure

Notes supplémentaires

____

____

____

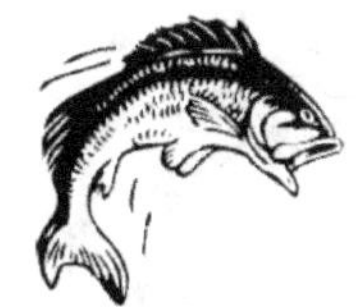 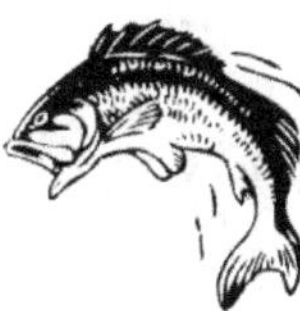

Journée de pêche

Date	
Lieu	
Météo	
Compagnons	

Captures

Espèce	Appât Leurre	Longueur	Poids	Heure

Notes supplémentaires

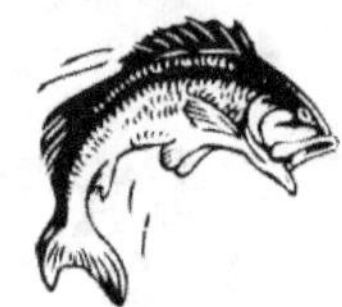 # Journée de pêche 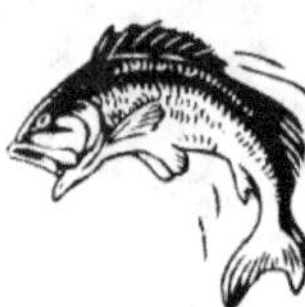

Date	
Lieu	
Météo	
Compagnons	

Captures

Espèce	Appât Leurre	Longueur	Poids	Heure

Notes supplémentaires

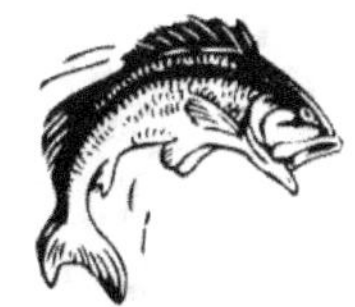 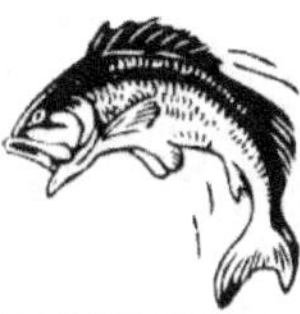

Journée de pêche

Date	
Lieu	
Météo	
Compagnons	

Captures

Espèce	Appât Leurre	Longueur	Poids	Heure

Notes supplémentaires

____

____

____

Journée de pêche

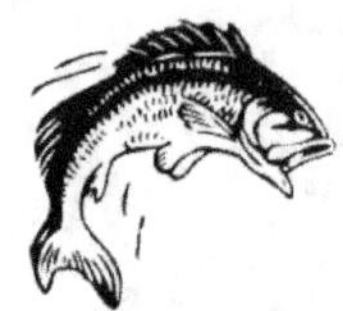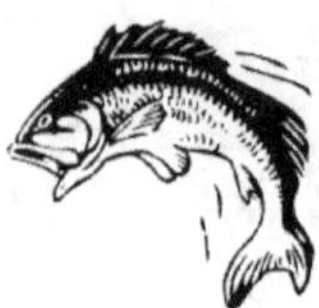

Date	
Lieu	
Météo	
Compagnons	

Captures

Espèce	Appât Leurre	Longueur	Poids	Heure

Notes supplémentaires

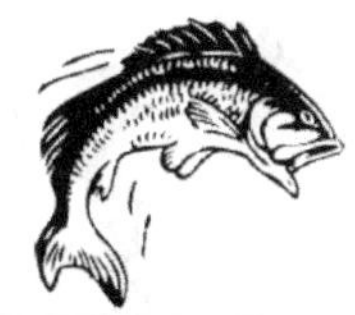 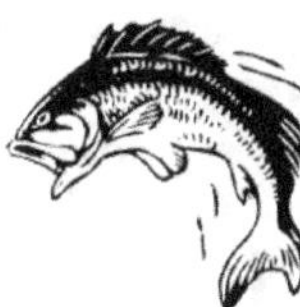

Journée de pêche

Date	
Lieu	
Météo	
Compagnons	

Captures

Espèce	Appât Leurre	Longueur	Poids	Heure

Notes supplémentaires

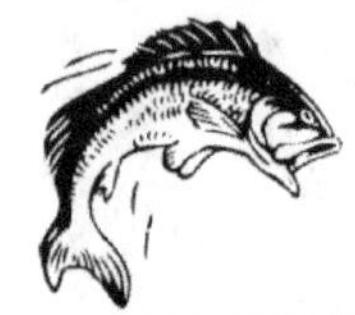 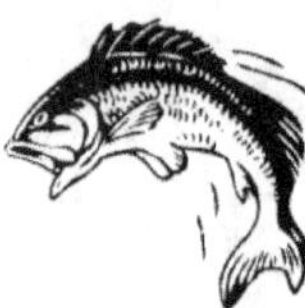

Journée de pêche

Date	
Lieu	
Météo	
Compagnons	

Captures

Espèce	Appât Leurre	Longueur	Poids	Heure

Notes supplémentaires

____

____

____

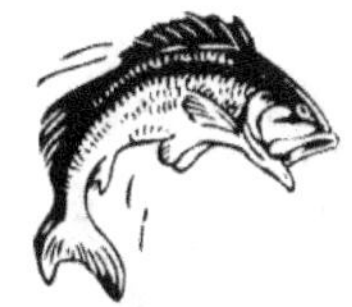 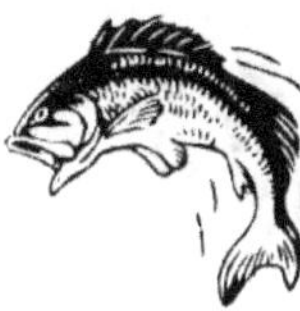

Journée de pêche

Date	
Lieu	
Météo	
Compagnons	

Captures

Espèce	Appât Leurre	Longueur	Poids	Heure

Notes supplémentaires

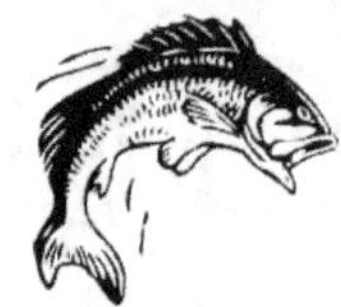 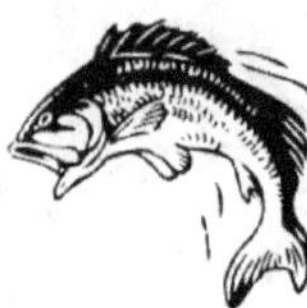

Journée de pêche

Date	
Lieu	
Météo	
Compagnons	

Captures

Espèce	Appât Leurre	Longueur	Poids	Heure

Notes supplémentaires

____

____

____

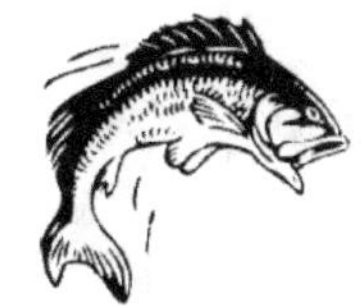 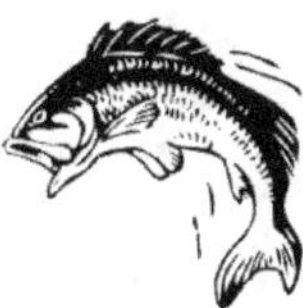

Journée de pêche

Date	
Lieu	
Météo	
Compagnons	

Captures

Espèce	Appât Leurre	Longueur	Poids	Heure

Notes supplémentaires

____

____

____

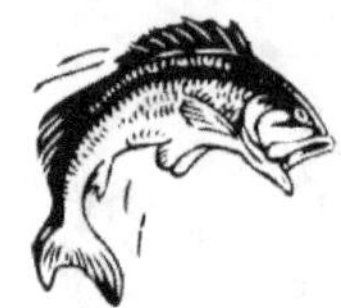 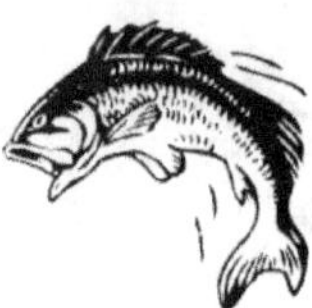

Journée de pêche

Date	
Lieu	
Météo	
Compagnons	

Captures

Espèce	Appât Leurre	Longueur	Poids	Heure

Notes supplémentaires

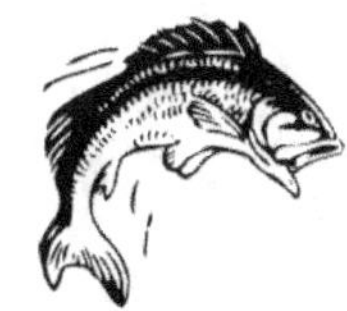 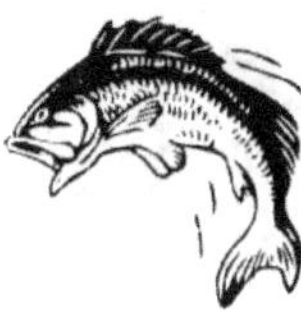

Journée de pêche

Date	
Lieu	
Météo	
Compagnons	

Captures

Espèce	Appât Leurre	Longueur	Poids	Heure

Notes supplémentaires

Journée de pêche

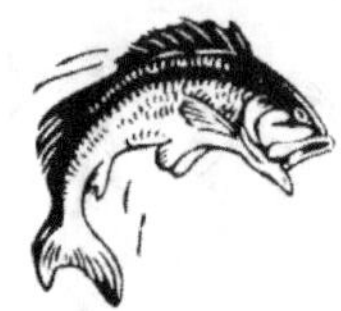
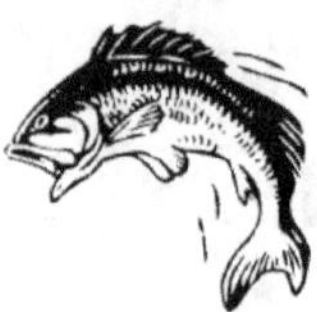

Date	
Lieu	
Météo	
Compagnons	

Captures

Espèce	Appât Leurre	Longueur	Poids	Heure

Notes supplémentaires

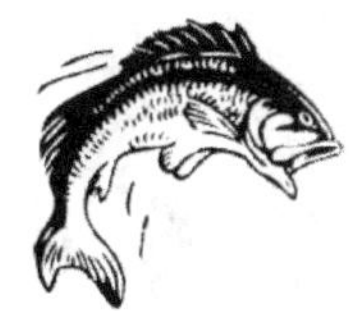 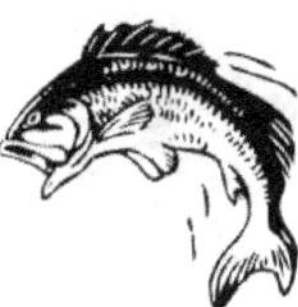

Journée de pêche

Date	
Lieu	
Météo	
Compagnons	

Captures

Espèce	Appât Leurre	Longueur	Poids	Heure

Notes supplémentaires

____

____

____

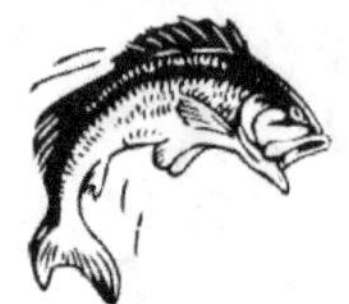 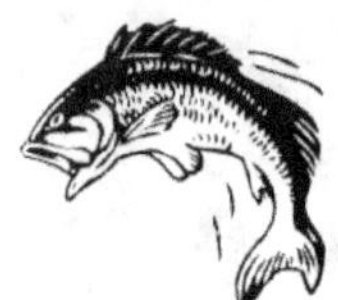

Journée de pêche

Date	
Lieu	
Météo	
Compagnons	

Captures

Espèce	Appât Leurre	Longueur	Poids	Heure

Notes supplémentaires

____

____

____

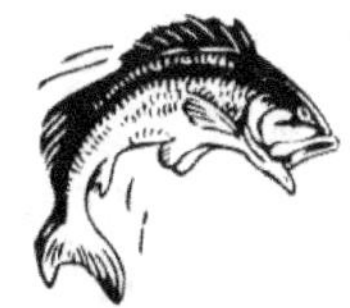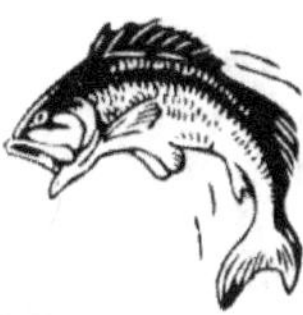

Journée de pêche

Date	
Lieu	
Météo	
Compagnons	

Captures

Espèce	Appât Leurre	Longueur	Poids	Heure

Notes supplémentaires

____

____

____

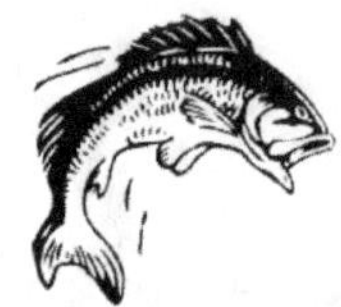 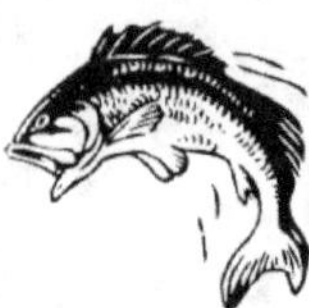

Journée de pêche

Date	
Lieu	
Météo	
Compagnons	

Captures

Espèce	Appât Leurre	Longueur	Poids	Heure

Notes supplémentaires

____

____

____

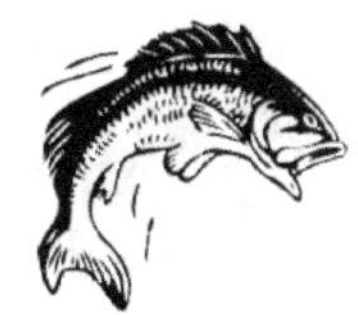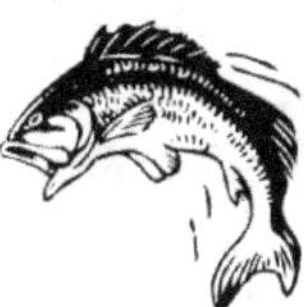

Journée de pêche

Date	
Lieu	
Météo	
Compagnons	

Captures

Espèce	Appât Leurre	Longueur	Poids	Heure

Notes supplémentaires

____

____

____

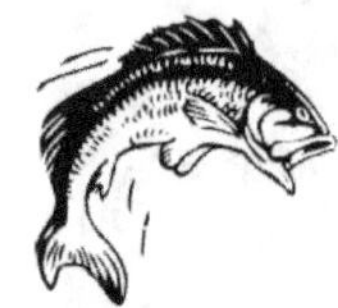 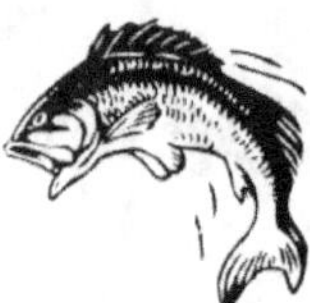

Journée de pêche

Date	
Lieu	
Météo	
Compagnons	

Captures

Espèce	Appât Leurre	Longueur	Poids	Heure

Notes supplémentaires

Journée de pêche

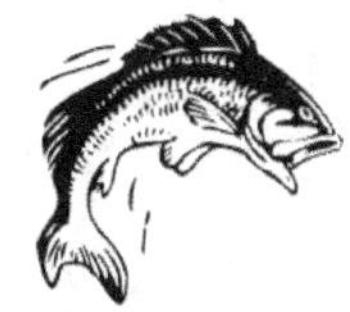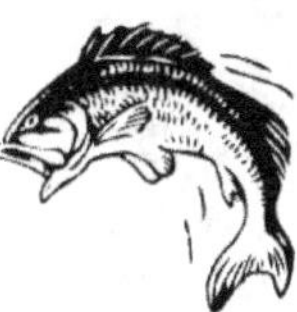

Date	
Lieu	
Météo	
Compagnons	

Captures

Espèce	Appât Leurre	Longueur	Poids	Heure

Notes supplémentaires

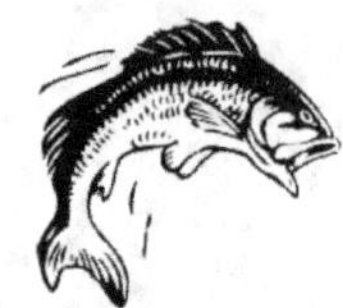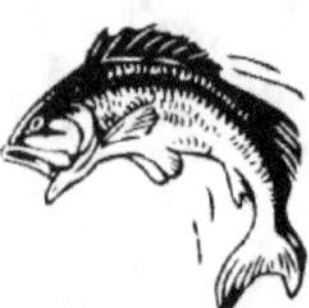

Journée de pêche

Date	
Lieu	
Météo	
Compagnons	

Captures

Espèce	Appât Leurre	Longueur	Poids	Heure

Notes supplémentaires

____

____

____

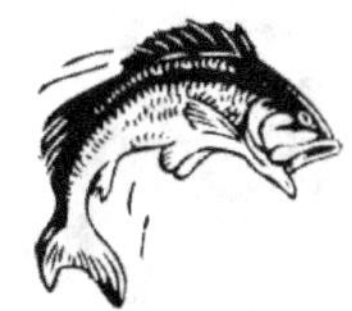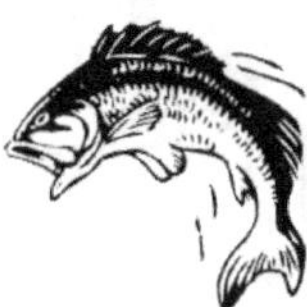

Journée de pêche

Date	
Lieu	
Météo	
Compagnons	

Captures

Espèce	Appât Leurre	Longueur	Poids	Heure

Notes supplémentaires

____

____

____

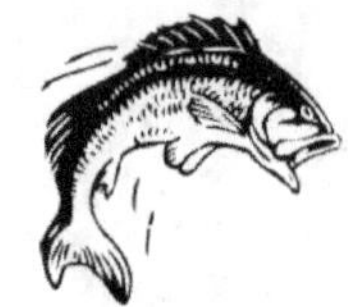 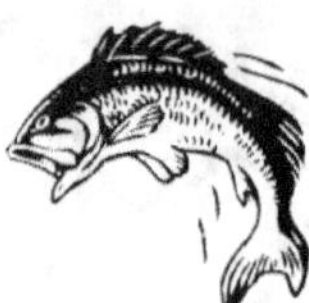

Journée de pêche

Date	
Lieu	
Météo	
Compagnons	

Captures

Espèce	Appât Leurre	Longueur	Poids	Heure

Notes supplémentaires

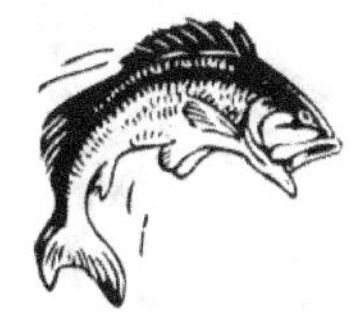 # Journée de pêche 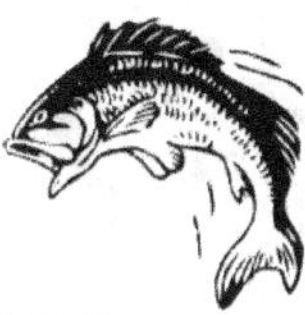

Date	
Lieu	
Météo	
Compagnons	

Captures

Espèce	Appât Leurre	Longueur	Poids	Heure

Notes supplémentaires

____

____

____

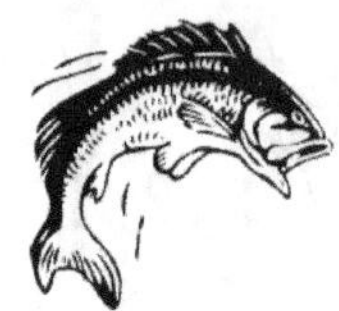 # Journée de pêche 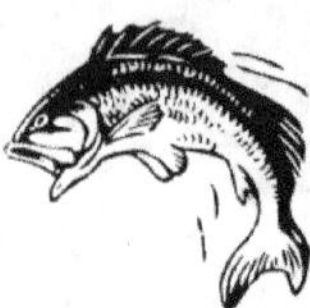

Date	
Lieu	
Météo	
Compagnons	

Captures

Espèce	Appât Leurre	Longueur	Poids	Heure

Notes supplémentaires

____

____

____

Journée de pêche

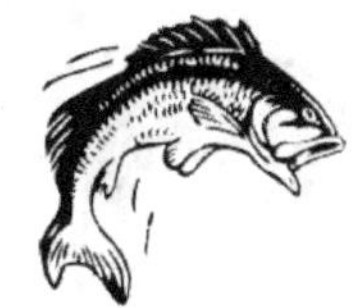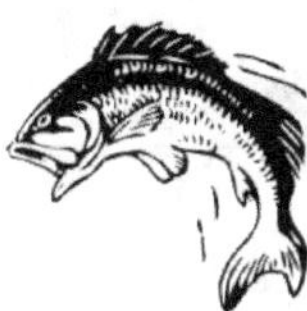

Date	
Lieu	
Météo	
Compagnons	

Captures

Espèce	Appât Leurre	Longueur	Poids	Heure

Notes supplémentaires

____

____

____

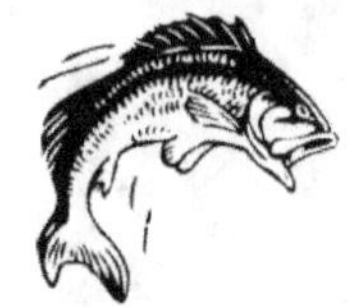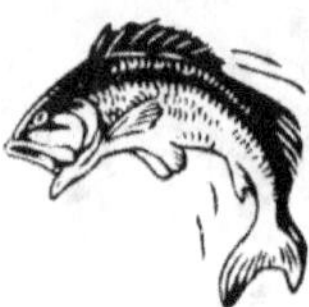

Journée de pêche

Date	
Lieu	
Météo	
Compagnons	

Captures

Espèce	Appât Leurre	Longueur	Poids	Heure

Notes supplémentaires

____

____

____

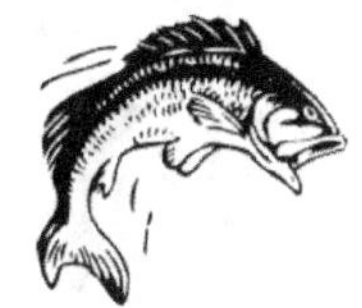 # Journée de pêche 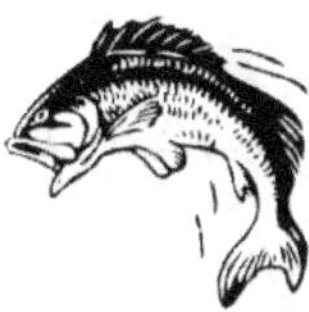

Date	
Lieu	
Météo	
Compagnons	

Captures

Espèce	Appât Leurre	Longueur	Poids	Heure

Notes supplémentaires

Journée de pêche

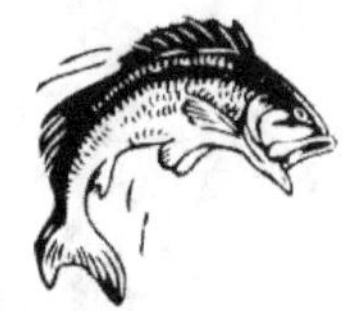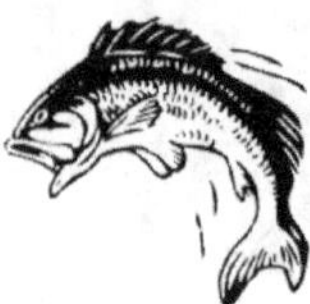

Date	
Lieu	
Météo	
Compagnons	

Captures

Espèce	Appât Leurre	Longueur	Poids	Heure

Notes supplémentaires

____

____

____

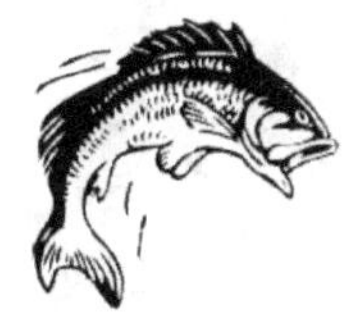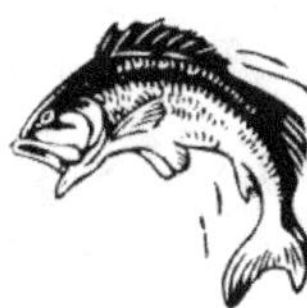

Journée de pêche

Date	
Lieu	
Météo	
Compagnons	

Captures

Espèce	Appât Leurre	Longueur	Poids	Heure

Notes supplémentaires

____

____

____

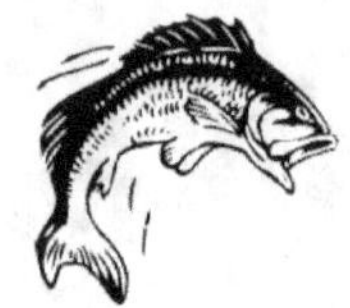 # Journée de pêche 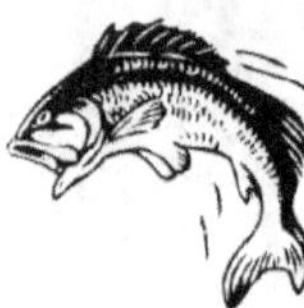

Date	
Lieu	
Météo	
Compagnons	

Captures

Espèce	Appât Leurre	Longueur	Poids	Heure

Notes supplémentaires

____

____

____

Journée de pêche

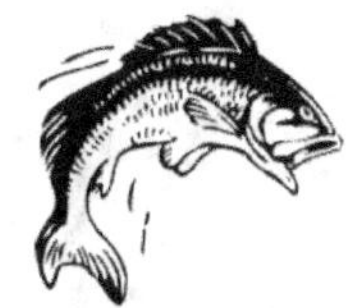 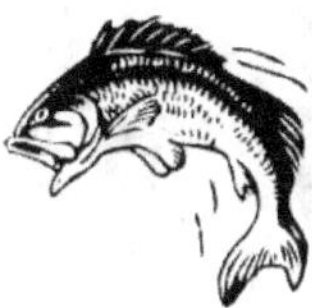

Date	
Lieu	
Météo	
Compagnons	

Captures

Espèce	Appât Leurre	Longueur	Poids	Heure

Notes supplémentaires

____

____

____

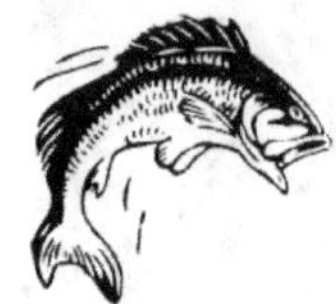 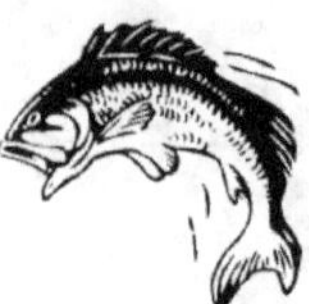

Journée de pêche

Date	
Lieu	
Météo	
Compagnons	

Captures

Espèce	Appât Leurre	Longueur	Poids	Heure

Notes supplémentaires

____

____

____

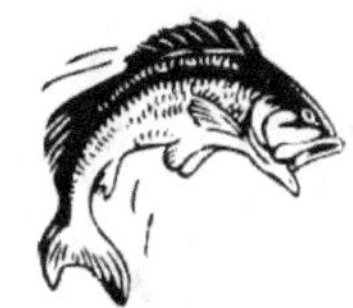 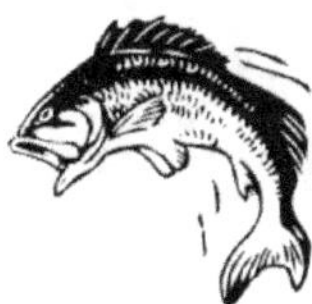

Journée de pêche

Date	
Lieu	
Météo	
Compagnons	

Captures

Espèce	Appât Leurre	Longueur	Poids	Heure

Notes supplémentaires

____

____

____

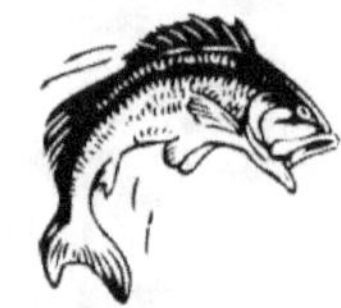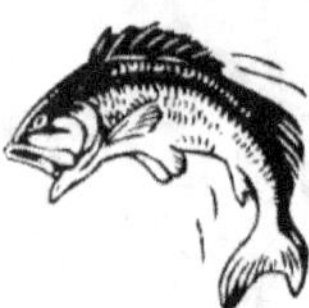

Journée de pêche

Date	
Lieu	
Météo	
Compagnons	

Captures

Espèce	Appât Leurre	Longueur	Poids	Heure

Notes supplémentaires

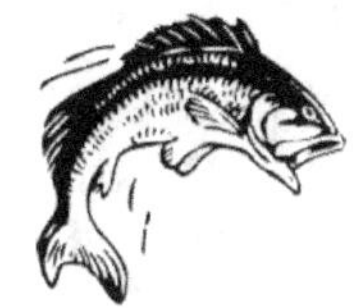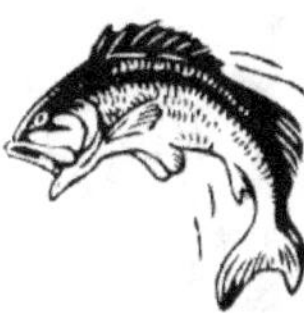

Journée de pêche

Date	
Lieu	
Météo	
Compagnons	

Captures

Espèce	Appât Leurre	Longueur	Poids	Heure

Notes supplémentaires

____

____

____

Journée de pêche

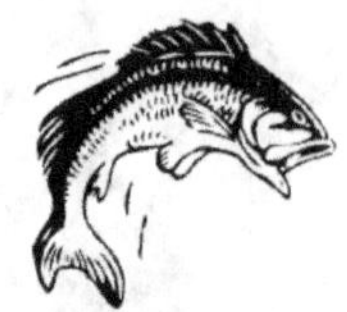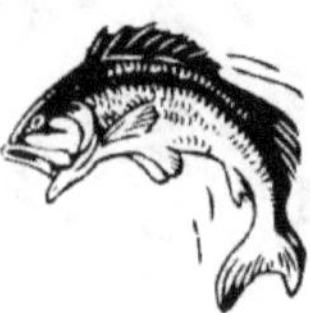

Date	
Lieu	
Météo	
Compagnons	

Captures

Espèce	Appât Leurre	Longueur	Poids	Heure

Notes supplémentaires

____

____

____

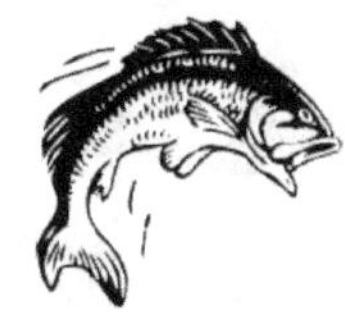 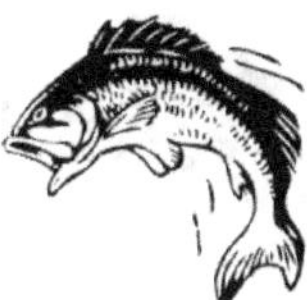

Journée de pêche

Date	
Lieu	
Météo	
Compagnons	

Captures

Espèce	Appât Leurre	Longueur	Poids	Heure

Notes supplémentaires

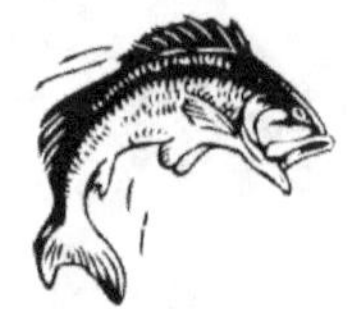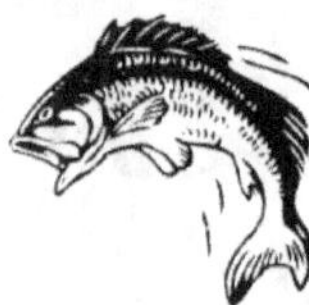

Journée de pêche

Date	
Lieu	
Météo	
Compagnons	

Captures

Espèce	Appât Leurre	Longueur	Poids	Heure

Notes supplémentaires

____

____

____

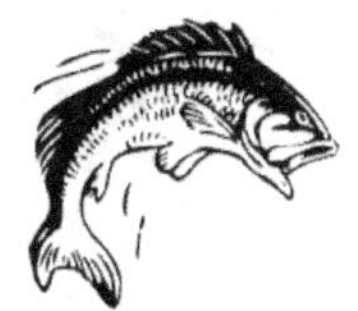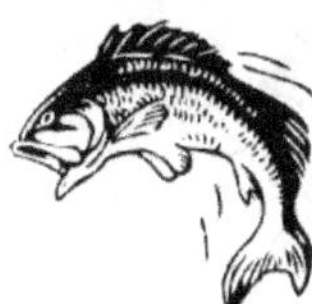

Journée de pêche

Date	
Lieu	
Météo	
Compagnons	

Captures

Espèce	Appât Leurre	Longueur	Poids	Heure

Notes supplémentaires

____

____

____

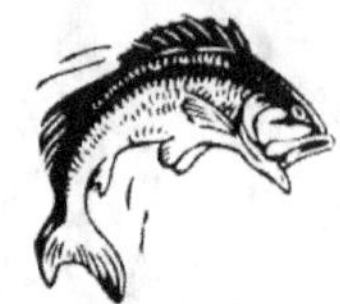 # Journée de pêche 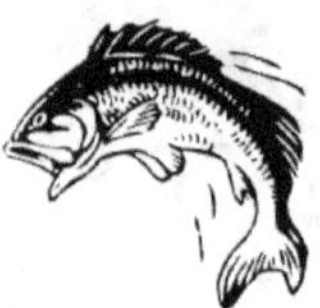

Date	
Lieu	
Météo	
Compagnons	

Captures

Espèce	Appât Leurre	Longueur	Poids	Heure

Notes supplémentaires

____

____

____

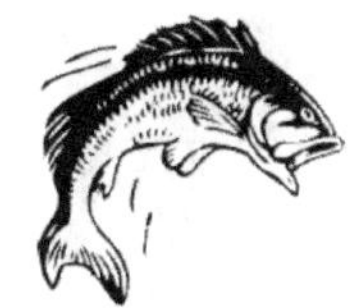 # Journée de pêche 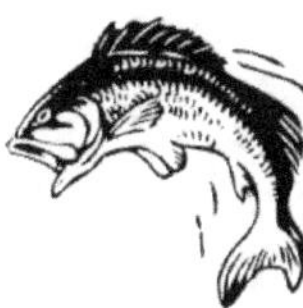

Date	
Lieu	
Météo	
Compagnons	

Captures

Espèce	Appât Leurre	Longueur	Poids	Heure

Notes supplémentaires

____

____

____

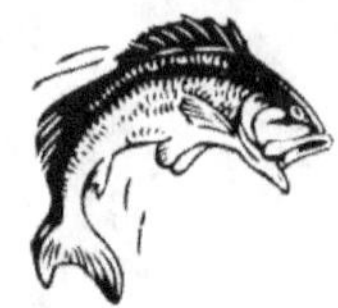 # Journée de pêche 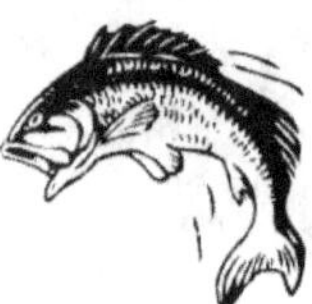

Date	
Lieu	
Météo	
Compagnons	

Captures

Espèce	Appât Leurre	Longueur	Poids	Heure

Notes supplémentaires

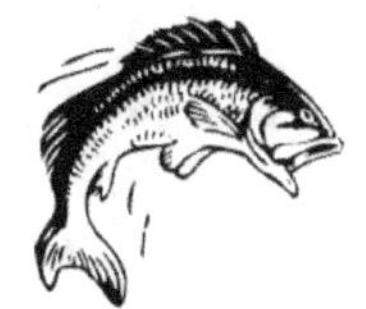 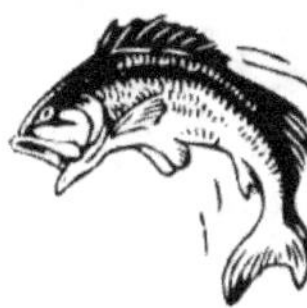

Journée de pêche

Date	
Lieu	
Météo	
Compagnons	

Captures

Espèce	Appât Leurre	Longueur	Poids	Heure

Notes supplémentaires

____

____

____

Journée de pêche

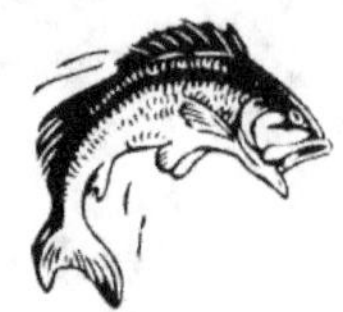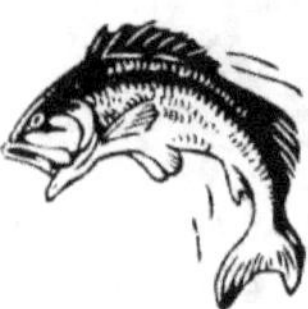

Date	
Lieu	
Météo	
Compagnons	

Captures

Espèce	Appât Leurre	Longueur	Poids	Heure

Notes supplémentaires

____

____

____

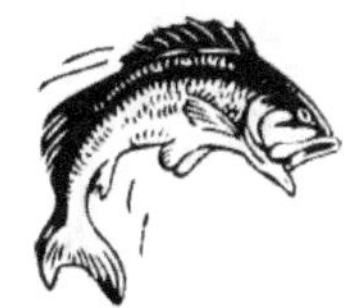 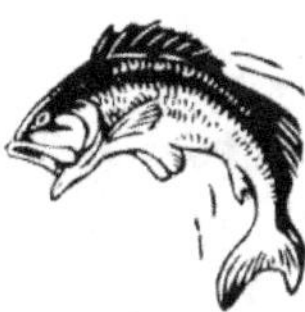

Journée de pêche

Date	
Lieu	
Météo	
Compagnons	

Captures

Espèce	Appât Leurre	Longueur	Poids	Heure

Notes supplémentaires

____

____

____

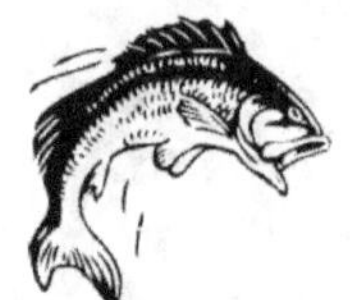 Journée de pêche 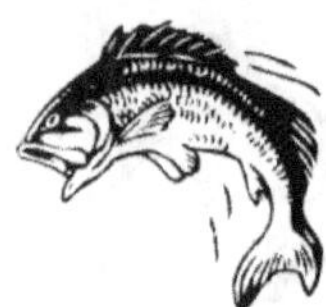

Date	
Lieu	
Météo	
Compagnons	

Captures

Espèce	Appât Leurre	Longueur	Poids	Heure

Notes supplémentaires

____

____

____

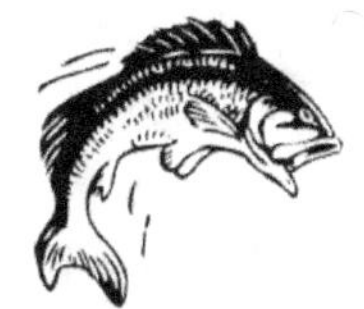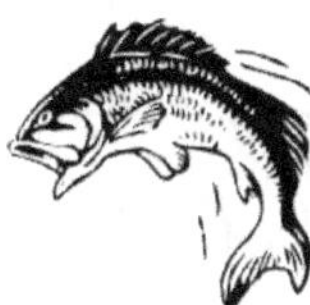

Journée de pêche

Date	
Lieu	
Météo	
Compagnons	

Captures

Espèce	Appât Leurre	Longueur	Poids	Heure

Notes supplémentaires

____

____

____

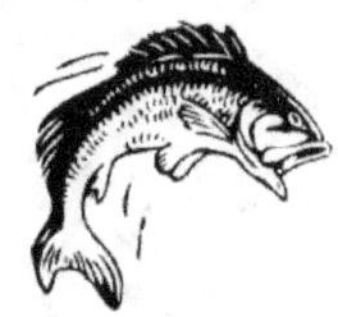 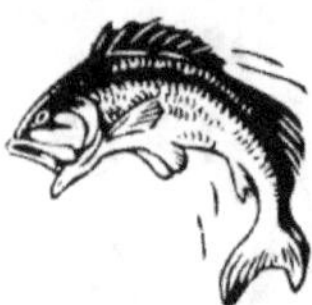

Journée de pêche

Date	
Lieu	
Météo	
Compagnons	

Captures

Espèce	Appât Leurre	Longueur	Poids	Heure

Notes supplémentaires

____

____

____

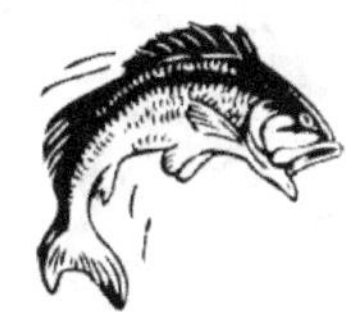 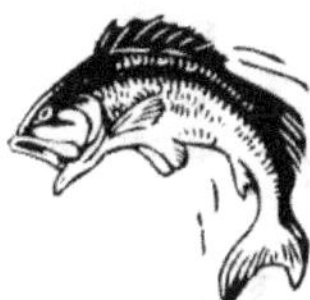

Journée de pêche

Date	
Lieu	
Météo	
Compagnons	

Captures

Espèce	Appât Leurre	Longueur	Poids	Heure

Notes supplémentaires

____

____

____

Journée de pêche

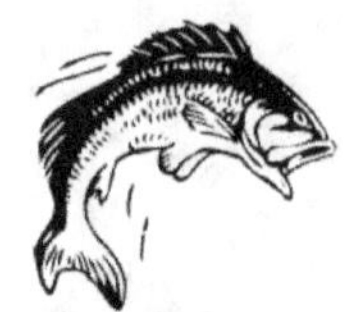 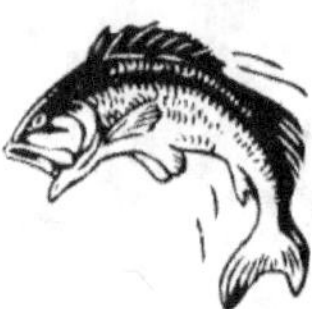

Date	
Lieu	
Météo	
Compagnons	

Captures

Espèce	Appât Leurre	Longueur	Poids	Heure

Notes supplémentaires

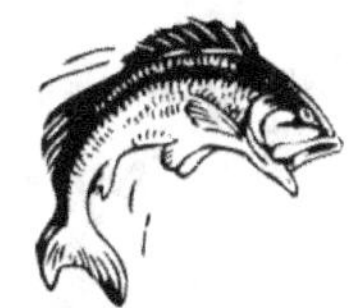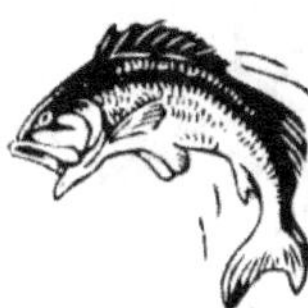

Journée de pêche

Date	
Lieu	
Météo	
Compagnons	

Captures

Espèce	Appât Leurre	Longueur	Poids	Heure

Notes supplémentaires

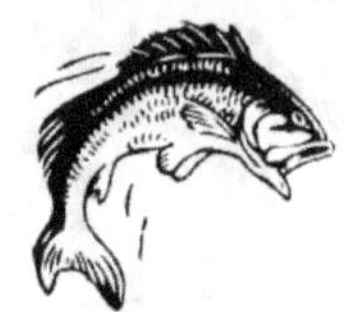 # Journée de pêche 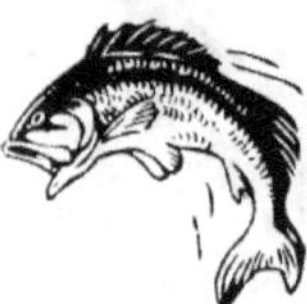

Date	
Lieu	
Météo	
Compagnons	

Captures

Espèce	Appât Leurre	Longueur	Poids	Heure

Notes supplémentaires

____

____

____

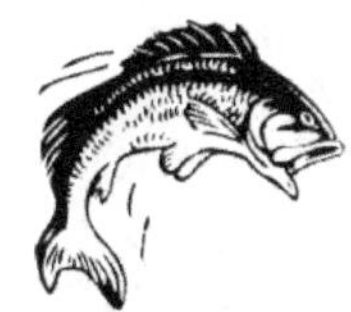 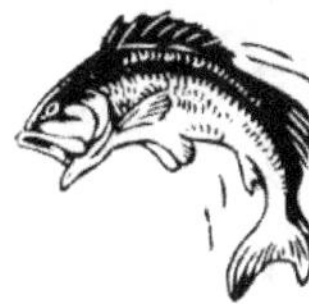

Journée de pêche

Date	
Lieu	
Météo	
Compagnons	

Captures

Espèce	Appât Leurre	Longueur	Poids	Heure

Notes supplémentaires

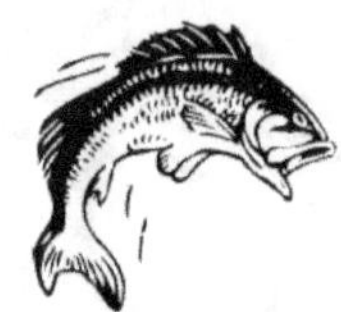 # Journée de pêche 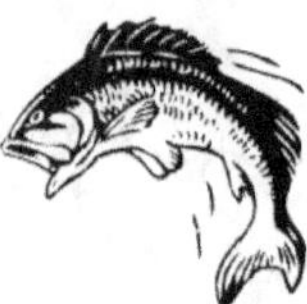

Date	
Lieu	
Météo	
Compagnons	

Captures

Espèce	Appât Leurre	Longueur	Poids	Heure

Notes supplémentaires

____

____

____

Journée de pêche

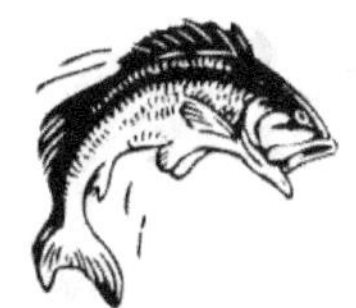 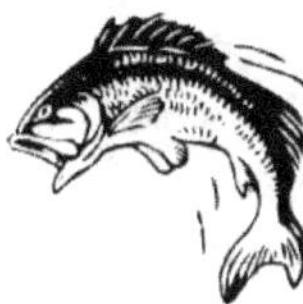

Date	
Lieu	
Météo	
Compagnons	

Captures

Espèce	Appât Leurre	Longueur	Poids	Heure

Notes supplémentaires

____

____

____

Journée de pêche

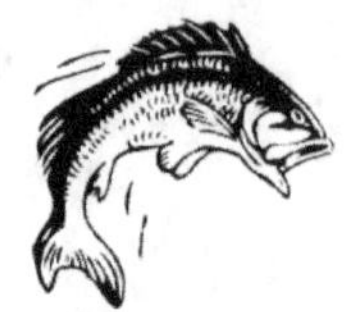 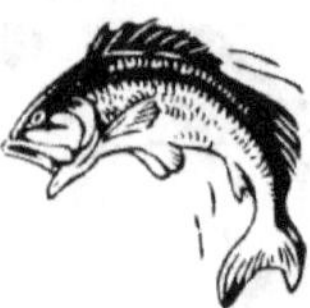

Date	
Lieu	
Météo	
Compagnons	

Captures

Espèce	Appât Leurre	Longueur	Poids	Heure

Notes supplémentaires

____

____

____

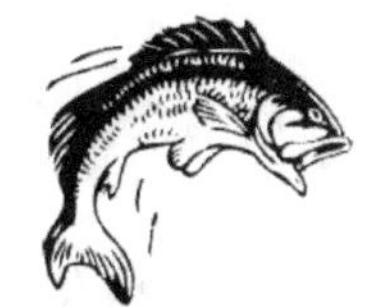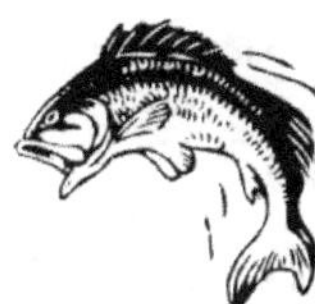

Journée de pêche

Date	
Lieu	
Météo	
Compagnons	

Captures

Espèce	Appât Leurre	Longueur	Poids	Heure

Notes supplémentaires

____

____

____

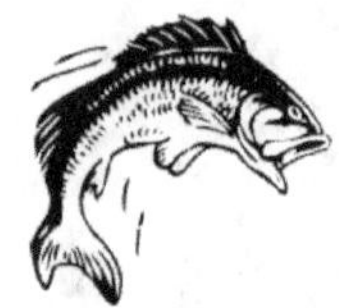 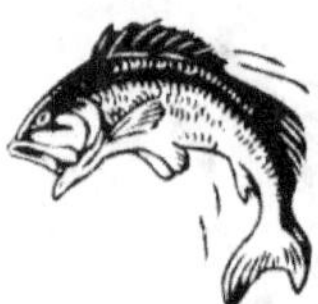

Journée de pêche

Date	
Lieu	
Météo	
Compagnons	

Captures

Espèce	Appât Leurre	Longueur	Poids	Heure

Notes supplémentaires

____

____

____

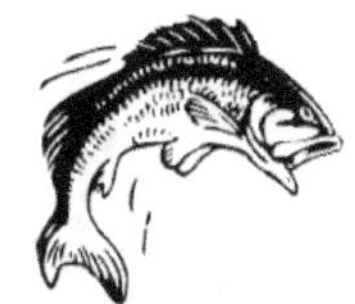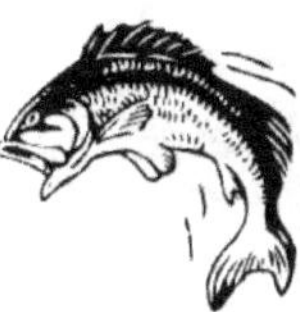

Journée de pêche

Date	
Lieu	
Météo	
Compagnons	

Captures

Espèce	Appât Leurre	Longueur	Poids	Heure

Notes supplémentaires

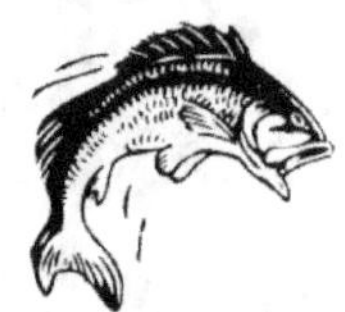 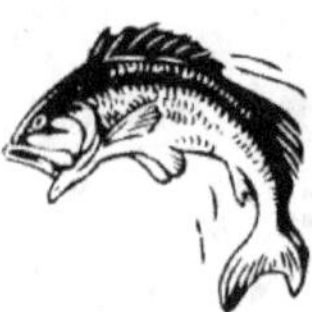

Journée de pêche

Date	
Lieu	
Météo	
Compagnons	

Captures

Espèce	Appât Leurre	Longueur	Poids	Heure

Notes supplémentaires

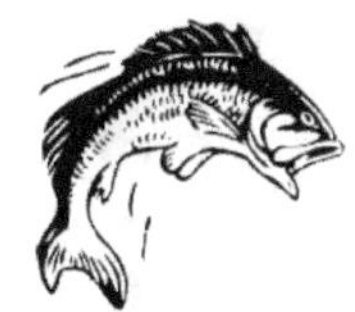 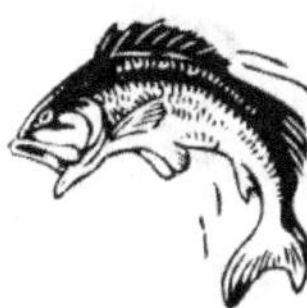

Journée de pêche

Date	
Lieu	
Météo	
Compagnons	

Captures

Espèce	Appât Leurre	Longueur	Poids	Heure

Notes supplémentaires

____

____

____

Journée de pêche

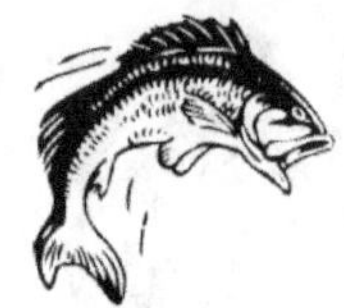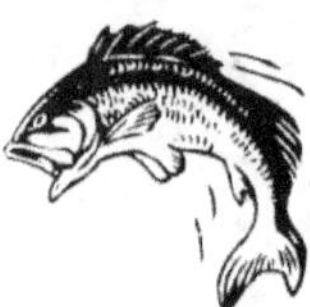

Date	
Lieu	
Météo	
Compagnons	

Captures

Espèce	Appât Leurre	Longueur	Poids	Heure

Notes supplémentaires

____

____

____

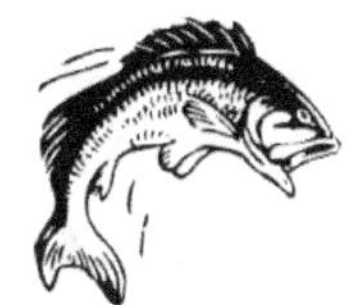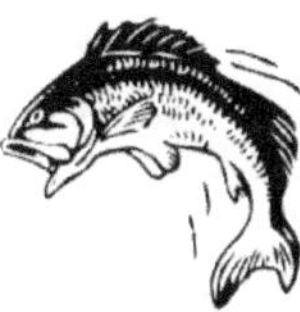

Journée de pêche

Date	
Lieu	
Météo	
Compagnons	

Captures

Espèce	Appât Leurre	Longueur	Poids	Heure

Notes supplémentaires

____

____

____

www.ingramcontent.com/pod-product-compliance
Lightning Source LLC
Chambersburg PA
CBHW080910160726
48000CB00009B/2931